AF596043

ABRÉGÉ D'ANATOMIE,

POUR

L'INSTRUCTION DES ÉLEVES-CHIRURGIENS

De la Marine de l'École de Brest.

Par Monsieur DE COURCELLES, *Médecin du Roi & Associé libre de l'Académie de Marine.*

QUATRIEME PARTIE.

NÉVROLOGIE.

A BREST,

Chez ROMAIN MALASSIS, Imprimeur du Roi & de la Marine.

M. DCC. LIII.

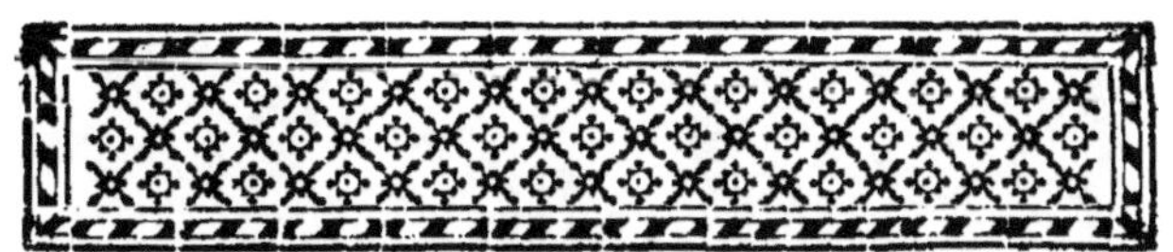

EXTRAIT DES REGISTRES de l'Académie de Marine.

Du 18 Janvier 1753.

MESSIEURS LE CHEVALIER DE ROQUEFEUIL & BORY, qui avoient été nommés pour examiner *la Névrologie*, quatrième partie d'un abrégé d'Anatomie par M. de Courcelles Médecin de la Marine, en ayant fait leur rapport, l'Académie a jugé que cet ouvrage seroit très-utile pour l'instruction des Éleves-Chirurgiens de la Marine; en foi de quoi j'ai signé le present Certificat. A Brest lesdits jour & an que dessus.

Signé, CHOQUET, *Secretaire de l'Académie de Marine.*

ABRÉGÉ

ABREGÉ D'ANATOMIE.

NÉVROLOGIE.

LA NÉVROLOGIE est cette partie de l'Anatomie qui traite des Nerfs.

DES NERFS EN GÉNÉRAL.

LEs Nerfs sont des cordons blanchâtres qui naissent du cerveau, du cervelet, de la moëlle allongée & de la moëlle épinière; d'où ils se distribuent à toutes les parties du corps, sous la forme de filets ou de filamens, & qui sont le principe du mouvement & du sentiment.

Je ne parlerai point ici de leur structure, ni de leurs ufages. Cette explication fera mieux placée à la fuite de la defcription du cerveau. Je me borne uniquement à en fuivre le cours & la diftribution depuis leur origine jufqu'aux parties auxquelles ils fe diftribuent.

Il fuffira pour s'en former une idée générale de confidérer les Nerfs comme des prolongemens de la fubftance médullaire du cerveau, du cervelet, de la moëlle allongée & de la moëlle épinière. Chaque cordon eft un faifceau de fibres médullaires très-fines, diftinguées les unes des autres depuis leur origine jufqu'à leurs extrémités, difpofées parallelement, & renfermées dans une gaîne ou enveloppe commune qui leur eft fournie par la dure & la pie-mere. On regarde affez communément chaque filet médullaire comme un canal extrêmement fin & délié, deftiné à charrier un fluide très-fubtil & très-énergique connu fous le nom *d'Efprit animal* ou *fluide Nerveux*, qui paffe pour être le principe du mouvement & du fentiment.

Les Nerfs fe partagent, comme les vaiffeaux, en branches, en rameaux, & en filets ou filamens : avec cette difference néanmoins, que les filets qui compofent chaque rameau ou chaque branche, ne fe divisent & ne se fendent pas : ils ne sont que se séparer & se détacher les uns des autres. Le tissu cellulaire les soutient dans leur trajet & leur sert de support.

Les differentes ramifications d'un nerf se mêlent & s'entrelacent quelquefois avec celles d'un autre cordon : ces entrelacemens se nomment *Plexus.* Quelquefois la réunion de plusieurs filets forme des espèces de nœuds ronds ou ovales assez fermes : on nomme ces nœuds *Ganglions.*

On range ordinairement les nerfs sous deux classes. La première comprend ceux qui tirent leur origine du cerveau, du cervelet, & de la moëlle allongée. On en compte dix paires. La seconde renferme les nerfs vertébraux qui viennent de la moëlle de l'épine, dont on compte trente paires, sans comprendre *les Nerfs accessoires de Willis, ou les Compagnons de la huitième paire, & les Nerfs Intercostaux.*

DES NERFS EN PARTICULIER.

PREMIERE CLASSE.

ON compte ordinairement dix paires de Nerfs qui tirent leur origine du cerveau, du cervelet & de la moëlle allongée : Sçavoir, 1°. *les nerfs Olfactifs* : 2°. *les nerfs Optiques* : 3°. *les Moteurs des yeux* : 4°. *les Pathètiques* : 5°. *les Maxillaires* : 6°. *les Abducteurs* : 7°. *les Auditifs* : 8°. *la Paire vague* : 9°. *les Gustatifs* : 10°. *les Sous-occipitaux*. L'ordre & l'usage de ces dix paires de Nerfs sont exprimés assez heureusement par les dix vers suivants.

Le plaisir des parfums nous vient de la première.
La seconde nous fait joüir de la lumière.
La troisième à nos yeux donne le mouvement.
La quatrième instruit du secret des Amants.

La cinquième parcourt l'une & l'autre machoire.
La sixième dépeint le mépris & la gloire.
La septième connoît les sons & les accords.
La huitième en dedans fait jouer cent ressorts.
La neuvième au discours tient notre langue prête.
La dixième enfin meut & le col & la tête.

1e. *Paire. Nerfs Olfactifs.*

LEs nerfs Olfactifs naissent de la partie antérieure & inférieure des corps canelés par plusieurs filets qui se réünissent & forment de chaque côté un cordon medullaire tendre, mollasse & applati, qui va gagner les côtés de l'apophyse *crista galli*, où il se divise en plusieurs filets qui passent par les troux de la lame cribleuse de l'os ethmoïde & vont se répandre sur la membrane pituitaire. En traversant l'os ethmoïde, ces filets reçoivent des gaînes de la dure-mere. Ils communiquent avec quelques filets du nerf Ophthalmique & du Maxillaire supérieur. Ils sont l'organe immédiat de l'odorat.

2e. *Paire. Nerfs Optiques.*

Les nerfs Optiques sont deux cordons ronds qui tirent leur origine des éminences du cerveau, appellées *Couches des nerfs Optiques.* Ils s'écartent d'abord l'un de l'autre & se rapprochent en montant sur la selle turcique, où ils se réunissent en s'adossant : ils s'écartent ensuite, passent par les troux optiques, percent le globe de l'œil & forment la retine par leur épanoüissement. Ils sont l'organe immédiat de la vuë.

3e. *Paire. Nerfs Moteurs des yeux.*

Les nerfs de la troisième paire naissent du bord antérieur de la protubérance annulaire, percent la dure-mere à côté & derrière les apophyses clinoïdes postérieures, passent le long de la partie supérieure des sinus caverneux, à côté de la courbure de la carotide, pour aller gagner la fente orbitaire supérieure, par où ils sortent du crane. Entrés dans l'orbite ils se séparent en quatre branches. La supérieure se distribuë au muscle releveur de l'œil & au releveur de la paupière. L'interne va se perdre dans le muscle adducteur. Les deux autres sont inférieures. La plus courte se distribuë au muscle abbaisseur ; & la plus longue au muscle oblique inférieur. Il se détache ordinairement de cette dernière branche un ou deux filets qui s'unissant avec un filet de l'Ophthalmique de Willis, forment un ganglion lenticulaire d'où partent des filets très-fins qui rampent autour du nerf Optique, percent la sclérotique, & se ramifient sur l'uvée, en s'avançant jusqu'à l'iris.

4e. *Paire. Nerfs Pathétiques ou Trocléateurs.*

Ce sont des petits cordons longs & déliés qui tirent leur origine de la partie postérieure des éminences nommées *Testes*. Ils percent la dure-mere, au même endroit que ceux de la troisième paire, qu'ils accompagnent le long de la partie supérieure du sinus caverneux. Ils entrent dans l'orbite par la fente sphénoïdale ou orbitaire supérieure, pour se distribuer uniquement au muscle grand Oblique.

5e. *Paire. Nerfs Maxillaires.*

La cinquième paire de nerfs est la plus grosse de toutes celles qui naissent de la base du cerveau. On les a nommé *nerfs Maxillaires*, parcequ'ils se distribuent principalement aux deux machoires. M. Winslovv les a nommés *Nerfs Trijumeaux*, à cause de leur division en trois grosses branches. Ils naissent antérieurement des parties latérales de la protubérance annulaire ou *pont de Varole*, par plusieurs filets qui se réünissant, forment de chaque côté un tronc considérable & un peu applati. Chacun de ces troncs perce la dure-mere au dessus de la pointe du rocher, pénetre dans le sinus caverneux, où il s'élargit & forme une espèce de ganglion plat & plexiforme. Ensuite il se partage en trois grosses branches disposées presque verticalement, qui traversent ce sinus & baignent dans son sang. On les distingue en antérieure ou supérieure, en moyenne, & en postérieure ou inférieure.

I^e^. *Branche. Nerf Ophthalmique de Willis.* La première branche, connuë vulgairement sous le nom de *nerf Ophthalmique de Willis*, est nommée par M. Winslow *nerf Orbitaire.* Elle est la moins grosse & la plus longue des trois. Elle entre dans l'orbite par la fente sphénoïdale & se divise en trois rameaux ; un supérieur nommé *Frontal*, un interne nommé *Nazal*, & un externe nommé *Lacrymal.* *

* La plûpart des Anatomistes avancent communément que cette branche, avant d'entrer dans l'orbite, communique par un ou deux filets très-courts avec la sixième paire & concourt par là à la

1°. Le rameau supérieur ou *frontal* glisse tout le long de la partie supérieure de l'orbite, donne des filets au muscle releveur de la paupière & aux parties voisines, sort de l'orbite par le trou sourcilier & se ramifie sur le muscle frontal, où il communique avec un filet de la portion dure de la septième paire.

2°. Le rameau interne ou *nazal*, jette dès sa naissance un filet qui concourt à la formation du ganglion lenticulaire dont il a été parlé ci-dessus *page* 7. Il se partage ensuite en deux autres rameaux, dont l'un rentre dans le crane par le trou orbitaire antérieur & en ressort une seconde fois par les troux antérieurs de la lame cribleuse de l'os ethmoïde, pour se perdre dans la membrane pituitaire; l'autre

formation du nerf Intercostal. Mais d'autres Anatomistes d'un grand nom n'ont jamais pu découvrir ces filets de communication, & prétendent qu'on a pris pour des filets nerveux deux petites artérioles que la carotide envoye à la branche ophthalmique. Ils n'ont jamais rencontré ces filets, lorsqu'ils avoient eu la précaution auparavant de pousser une injection dans la carotide pour rendre ces petites artérioles sensibles & faciles à distinguer. Ceux même qui les admettent avoüent qu'on n'en trouve quelquefois qu'un, & quelquefois point du tout.

s'avance vers le grand angle de l'œil & donne des filets au ſac lacrymal & aux parties voiſines.

3°. Le rameau externe ou *lacrymal*, ſe porte vers le petit angle de l'œil & ſe diſtribuë à la glande lacrymale.

IIe. *Branche. Nerf Maxillaire ſupérieur.* Cette branche ſort du crane par le trou rond du ſphénoïde, nommé maxillaire ſupérieur. Elle jette dès ſa ſortie un filet ſur le côté externe de l'orbite, qui perce l'os de la pomette, ſe diſtribuë aux parties voiſines & communique avec un rameau de la portion dure de la ſeptième paire. Enſuite elle ſe diviſe en trois rameaux.

1°. Le premier & le plus conſidérable des trois, nommé *Sous-orbitaire*, entre dans l'orbite par la fente Spheno-maxillaire, gliſſe dans la gouttière creuſée le long de la partie inférieure de l'orbite & ſort par le trou orbitaire inférieur, pour ſe diſtribuer au muſcle orbiculaire des paupières & aux muſcles du né & des lévres. Dans ce trajet il jette à travers le ſinus maxillaire des filets qui ſe diſtribuent à la membrane pituitaire, aux racines des dents molaires antérieures & à celles des dents canines & inciſives du même côté.

2°. Le second rameau nommé *Spheno-palatin*, n'est souvent qu'une ramification du précédent qui le fournit avant son entrée dans l'orbite. Il passe par le trou spheno-palatin, pour se distribuer au muscle pterigoïdien interne, au sinus sphénoïdal & à la trompe d'Eustachi. Il communique avec le maxillaire inférieur par un filet qui perce la racine de l'apophyse pterygoïde de derrière en avant.

3°. Le troisième rameau nommé *Palatin* descend par devant les apophyses ptérygoïdes pour enfiler le canal formé par la jonction de l'os maxillaire avec celui du palais, d'où il sort par le trou palatin postérieur qui est l'orifice inférieur de ce conduit, & se distribuë par plusieurs filets à la membrane glanduleuse du palais, à sa cloison & aux muscles de cette cloison. Quelques-uns de ces derniers s'avancent juspu'au trou palatin antérieur. Dans son trajet par ce canal, ce rameau jette des filets au muscle pterygoïdien externe, à la voute du pharynx & aux dents molaires postérieures, à travers la tubérosité de l'os maxillaire.

IIIe. *Branche. Nerf Maxillaire inférieur.* Cette branche la plus grosse des trois, sort du crane par le trou ovale ou trou maxillaire inférieur de l'os ſphénoïde. Avant de ſortir du crane elle jette un rameau qui accompagne l'artère de la dure-mere & ſe perd dans cette membrane. Dès ſa ſortie du crane elle donne trois ou quatre rameaux qui ſe répandent en manière de rayons ſur les muſcles pterygoïdiens, le maſſeter, le crotaphyte, la glande parotide, l'oreille externe & autres parties voiſines. Enſuite elle ſe diviſe en deux principaux rameaux qui rampent entre les muſcles pterygoïdiens.

1°. L'un de ces rameaux nommé *Maxillaire inférieur*, va gagner le conduit de la machoire inférieure, jette en le parcourant, des filets aux dents, & il en ſort par le trou mentonnier, pour ſe perdre dans les muſcles de la lévre inférieure, où il communique avec des filets de la portion dure de la ſeptième paire.

2°. L'autre rameau nommé *Lingual* va gagner la racine de la langue & la pénétre, s'avançant juſqu'à ſa pointe, donnant quelques filets aux muſcles voiſins & communiquant avec des ramifications de la neuvième paire. Mais avant d'y entrer, il reçoit un filet qui ſe détache de la corde du tambour, dont on fait vulgairement un nerf récurrent.

6e. *Paire. Moteurs externes.*

La ſixième paire de nerfs eſt un cordon grêle & menu qui naît de la partie poſtérieure de l'éminence annulaire, perce la dure-mere derrière la ſelle du ſphénoïde, traverſe le ſinus caverneux en côtoyant la carotide interne. * En traverſant ce ſinus, & avant d'en ſortir, il ſe détache inférieurement de la ſixième paire un filet qui ſe porte de devant en arrière, va gagner le canal carotique de l'apophyſe pierreuſe, & ſort du crane par l'orifice extérieur de ce canal. On regarde communément ce filet comme l'origine du nerf intercoſtal. Quelques Anatomiſtes modernes le regardent comme un filet que l'Intercoſtal fournit à la ſixième paire. Enſuite la ſixième paire entre dans l'orbite par la fente ſphénoïdale ou orbitaire ſupérieure, pour ſe diſtribuer au muſcle abducteur de l'œil.

7e. *Paire. Nerfs Auditifs*

Les nerfs Auditifs naiſſent de la partie

* Communique-t'il dans ce trajet avec la branche Ophthalmique de la cinquième paire, par un filet ou deux trés-courts, comme la plûpart des Auteurs le prétendent? voyez la note ci- deſſus page 8.

latérale & postérieure de l'éminence annulaire par deux cordons paralleles & voisins. Le cordon antérieur est plus menu & plus ferme & est connu sous le nom de *portion dure* de la septième paire. Le cordon postérieur est mol & plus gros & porte le nom de *portion molle*. Ces deux cordons entrent ensemble dans l'apophyse pierreuse par le trou auditif interne & marchent de compagnie jusqu'au fond de ce trou où ils se séparent.

La portion molle se divise en plusieurs filets : on en compte ordinairement trois ; Valsalva en compte jusqu'à cinq. Ces filets percent le fond du cul de sac du trou auditif, & se distribuent aux canaux demi-circulaires & au limaçon.

La portion dure que M. Winslow nomme *petit nerf Sympathique*, s'insinuë dans un canal long & tortueux creusé dans l'épaisseur du rocher, nommé *Aqueduc de Fallope*. A peine y est elle entrée qu'il s'en détache un filet qui rentre dans le crane par le trou anonyme que l'on remarque à la face antérieure du rocher, où il rencontre quelques filets de la cinquième paire & paroît se perdre dans la dure-mere. En continuant son chemin dans ce canal, le tronc de la portion dure envoye des filets au tympan, aux muscles internes & à la membrane qui revêt les cellules mastoïdiennes. Elle donne ensuite un rameau plus considérable nommé *corde du tympan*, parce qu'elle traverse la membrane du tambour, qu'elle partage en deux parties inégales : ce rameau passe entre le manche du marteau & la longue branche de l'enclume, sort de la caisse par la felure qui reçoit le ligament interne du marteau, accompagne la trompe d'Eustachi, & va rencontrer le rameau lingual du nerf Maxillaire inférieur auquel il se joint à angle aigu.

Enfin le tronc de la portion dure sort de l'aqueduc par le trou stylo-mastoïdien, jettant dès sa sortie quelques filets à l'oreille externe & aux muscles voisins. Il perce ensuite la glande parotide à laquelle il fournit des filets, & il se partage en deux grosses branches, dont l'une est supérieure & l'autre inférieure.

La branche supérieure se divise en sept ou huit rameaux qui se répandent de bas en haut, en manière de rayons, sur les parties latérales de la face, & communiquent avec des filets du nerf Frontal & du Maxillaire supérieur. Ces rameaux forment dans quelques sujets à l'endroit de leur division , une espèce de plexus que l'on nomme vulgairement *la patte d'oie.*

La branche inférieure s'avance vers l'angle & le long du rebord de la machoire inférieure , & se répand sur les parties latérales inférieures de la face & sur la gorge. Elle communique par plusieurs filets avec les rameaux que jette le Maxillaire inférieur , à sa sortie par le trou mentonnier.

8e. *Paire. Paire-vague.*

Nerfs Sympathiques moyens de M. Winslow.

La huitième paire de nerfs connuë des Anciens sous le nom de *Paire-vague* , tire son origine de la partie antérieure des éminences olivaires , par plusieurs filets séparés. Le cordon qu'ils forment en se réunissant, perce la dure-mere & sort du crane par la portion antérieure des troux déchirés, étant séparé de l'extrémité du sinus latéral par une cloison de cette membrane. Il reçoit dans ce passage un petit cordon du nerf *Spinal* ou *Accessoire de Willis* , qui lui est très-adhérent & qui s'en détache bien-tôt pour aller se perdre dans les muscles rhomboïde & trapèze.

La

La huitième paire en ſortant du crane laiſſe échapper antérieurement une petite branche que l'on pourroit regarder comme un petit tronc particulier, n'étant que collée au gros tronc principal par un tiſſu cellulaire très-délié. Cette petite branche antérieure donne des filets aux muſcles de la langue, au pharynx & aux parties voiſines, & va ſe perdre dans la langue où elle communique avec le Maxillaire inférieur & la neuvième paire.

Immédiatement au deſſous de cette branche, le principal tronc de la huitième paire deſcend par devant le ganglion cervical ſupérieur de l'intercoſtal auquel il eſt collé d'un côté, & de l'autre à la neuvième paire, & jette quelques filets au pharynx. Il groſſit un peu plus bas & forme une eſpèce de nœud connu ſous le nom de *Ganglion olivaire* ou *cervical*, d'où part un rameau qui va au larynx , ſe ramifie aux parties voiſines, s'inſinue entre les cartilages thyroïde & cricoïde , & communique avec le nerf recurrent.

En deſcendant le long des muſcles vertébraux antérieurs du col, le tronc de la huitième paire eſt enfermé avec le nerf intercoſtal, la carotide & la jugulaire interne, dans une gaîne cellulaire. Il jette dans ce trajet des filets aux parties voisines, au pharynx, à l'ésophage, à la carotide & à la jugulaire ; ceux-ci serpentent le long de ces vaisseaux comme une branche de lierre. Il entre ensuite dans la poitrine par devant la naissance des artères souclavières qu'il croise, & se glisse derrière les poumons pour aller gagner l'ésophage.

A son entrée dans la poitrine, la huitième paire forme un second ganglion nommé *Ganglion thorachique*. Le tronc du côté droit jette, en passant devant l'artère souclavière, un rameau considérable qui l'embrasse en se recourbant par dessous, pour remonter le long & à côté de la trachée artère, à laquelle il donne en passant des filets de même qu'à l'ésophage. On a donné à ce rameau le nom de *Nerf Recurrent*. Il remonte jusqu'au larynx, où il communique avec le rameau laryngien qui part du ganglion cervical, & donne des filets aux muscles du larynx, au pharynx & à la glande thyroïde.

Le tronc gauche ne produit le nerf Recurrent du même côté qu'après avoir passé par devant la crosse de l'aorte qu'il embrasse en manière d'écharpe, pour remonter comme le précédent, le long de la trachée artère. Il se termine & se distribue de même : mais naissant plus bas que le recurrent droit, il est aussi plus long.

Immédiatement au dessous des nerfs recurrents, & quelquefois même de la convexité de leurs anses, les troncs jettent des rameaux qui se portent obliquement vers le cœur, rencontrent en chemin quelques rameaux des Intercostaux auxquels ils se joignent, & forment par leur entrelacement le *Plexus Cardiaque*, que l'on remarque entre les branches de l'artère pulmonaire & de l'aorte. Il part de ce plexus quantité de filets, dont quelques-uns se perdent sur le péricarde ; les autres le traversent pour se distribuer au cœur, aux oreillettes & à ses vaisseaux.

Après avoir fourni les rameaux qui se rendent au plexus cardiaque, les troncs de la huitième paire descendent derrière les poumons, où ils donnent plusieurs rameaux qui embrassent l'origine des bronches, & forment de chaque côté par leurs entrelacements, les *Plexus Pulmonaires droit & gauche*. Les filets qui en partent, se répandent sur les bronches, & accompagnent toutes leurs distributions dans la substance des poumons.

Outre ces plexus, les troncs jettent en passant des filets aux parties voisines, au médiastin postérieur, à l'ésophage, à l'aorte, &c. Après avoir formé ce plexus, ils s'approchent l'un & l'autre de l'ésophage; & à mesure qu'ils descendent, le cordon du côté droit se porte le long de la partie postérieure de ce conduit, & celui du côté gauche, le long de sa partie antérieure. Ils donnent chacun dans ce trajet plusieurs filets qui s'entrelacent en se rencontrant d'espace en espace, & forment sur l'ésophage une espèce de plexus. Enfin étant parvenus vers le diaphragme, ils prennent le nom de *Nerfs Stomachiques*, & accompagnent l'ésophage dans son passage entre les piliers de cette cloison.

Le cordon antérieur se répand sur la face antérieure ou supérieure de l'estomach; & le cordon postérieur sur sa face postérieure ou inférieure. Leurs ramifications s'entrelacent & se réunissent en plusieurs endroits, principalement autour de son orifice supérieur, & le long de sa petite courbure, jusqu'au pylore. Il resulte de ces entrecroisemens une sorte de lacis connu sous le nom de *Plexus Coronaire Stomachique*. Les deux cordons se rejoignent vers le tronc de l'artère hépatique qu'ils accompagnent pendant quelque trajet; ils se séparent ensuite pour aller se terminer à droite & à gauche, au rameau tranſverſal qui fait la communication des ganglions ſemi-lunaires des deux intercoſtaux, avec leſquels ils concourent à la formation des plexus hépatique, ſplénique, méſenteriques, renaux, &c.

9e. *Paire. Nerfs Hypo-gloſſes externes, ou Grands Hypogloſſes de M. Winſlow.*

La neuvième paire de nerfs prend naiſſance de chaque côté, de la ligne qui ſépare les éminences pyramidales d'avec les olivaires, par trois ou quatre petits filets qui ſe réuniſſent d'abord en deux cordons, enſuite en un ſeul qui ſort du crane par le trou condyloïdien antérieur. Dès ſa ſortie du crane elle rencontre la huitième & la dixième paires, auxquelles elle ſe colle en paſſant. Elle continue ſa route en deſcendant par devant le premier ganglion cervical de l'intercoſtal, paſſe entre la veine jugulaire interne & l'artère carotide. Arrivée vers l'angle de la machoire inférieure, elle ſe coude en devant ſuivant la direction des muſcles digaſtrique & ſtylohyoïdien, pour aller gagner la baſe de la langue, dans la ſubſtance de laquelle elle ſe diſtribue, rencontrant les filets du rameau lingual de la cinquième paire & ceux de la huitième, avec lesquels elle communique & concourt à la formation des houpes nerveuses.

Dans son trajet depuis sa sortie du crane jusqu'à son entrée dans la langue, elle jette plusieurs rameaux à quelques muscles de l'os hyoïde, du larynx & à tous ceux de la langue. Elle communique aussi par quelques filets avec les deux premières paires cervicales, & avec la portion dure de la septième paire.

10e. *Paire. Nerfs Sous-occipitaux.*

Les Nerfs de la dixième paire, nommés par M. Winslow *Nerfs Sous-occipitaux*, naissent un peu au-dessous des précédents, de l'extrémité de la moëlle allongée à l'endroit où elle perd son nom pour prendre celui de moëlle épinière, par trois ou quatre fibres qui sortent de la face latérale antérieure de la moëlle. Quelques Modernes prétendent qu'il part encore de la face postérieure de la moëlle deux petits filets que l'on regarde ordinairement comme appartenants au nerf spinal, lesquels viennent se joindre au cordon formé par les fibres de la face antérieure, pour former un même tronc, à la manière des nerfs vertebraux. Ce cordon perce la dure-mere vers la partie postérieure de l'apophyse condyloïde de l'occipital, au-dessous & au même endroit que l'artère vertébrale, s'engage dans l'echancrure postérieure de l'apophyse oblique supérieure de la première vertèbre du col, glissant de derrière en devant, & étant caché par l'artère vertébrale. Il se forme dès son entrée dans cette goutière, un petit ganglion peu apparent. Ensuite il se divise en deux rameaux, dont l'un est antérieur & l'autre postérieur.

Le rameau postérieur communique avec le rameau postérieur de la première paire cervicale, & se distribue aux muscles droits & obliques de la tête.

Le rameau antérieur suit le trajet de la goutière, se contourne en devant & en bas sur l'apophyse transverse de la première vertèbre, où il se joint à un pareil rameau de la première paire cervicale, & forme une anse qui embrasse cette apophyse.

La convexité de cette anse est collée par un tissu cellulaire à la huitième & à la neuvième paire. Il en part des filets qui se terminent au premier ganglion de l'intercostal. Elle jette de sa partie supérieure un rameau qui monte le long de la carotide interne, & la suit jusqu'à sa première courbure hors du crane, donne des filets au muscle droit & à l'extrémité supérieure du très-long du col.

REMARQUE.

Plusieurs Anatomistes modernes rangent la dixième paire au nombre des nerfs vertébraux, & en font la première paire cervicale. Les raisons sur lesquelles ils se fondent, sont plausibles. Mais je n'ai pas voulu m'écarter de l'usage reçû, ni du langage ordinaire.

Nerfs Spinaux ou Accessoires de la huitième paire.

Les Nerfs Spinaux, nommés par Willis *Accessoires de la huitième paire*, naissent postérieurement des deux côtés de la moëlle de l'épine du col, par cinq ou six filets déliés qui semblent se détacher de l'origine des racines postérieures des cinq ou six premières paires des nerfs cervicaux, sous lesquelles ils montent le long de la moëlle. Ces filets se réünissent en montant & forment de chaque côté un cordon qui grossit à mesure qu'ils se rencontrent. Après avoir reçu leurs derniers filets de la première paire cervicale, ils s'écartent un peu de la moëlle & entrent dans le crane par le grand trou occipital. Là ils reçoivent quelques filets de la moëlle allongée, & s'avancent ensuite vers les troux déchirés, où ils rencontrent les nerfs de la huitième paire, auxquels ils s'associent & se collent très-étroitement, & sortent du crane avec eux.

A leur sortie du crane ils jettent quelques filets qui communiquent non seulement avec le tronc de la huitième paire du même côté, mais encore avec la branche qui va à la langue, avec la neuviéme paire & avec le nerf intercostal. Chaque tronc se porte ensuite en arrière, perce le muscle sterno-mastoïdien, & va se perdre dans le muscle trapeze, après avoir fourni au rhomboïde. Il communique dans ce trajet avec les trois premières paires cervicales & donne des ramifications aux glandes du col, à l'angulaire de l'omoplate, au complexus, à la partie postérieure de l'occipito-frontal, & aux téguments.

DES NERFS VERTÉBRAUX EN GÉNÉRAL.

SECONDE CLASSE.

LES Nerfs Vertébraux ſont ainſi nommés parcequ'ils tirent leur origine de la moëlle épinière, & qu'ils ſortent du canal de l'épine par les troux intervertébraux, & par les troux antérieurs de l'*os ſacrum*.

Ils naiſſent par paires ainſi que ceux de la moëlle allongée; mais avec cette différence que les filets dont ceux-ci ſont composés, ſont rangés ſur un même plan, & ſe réüniſſent dès leur origine, pour former un ſeul & même cordon : au lieu que ceux de la moëlle épinière naiſſent par deux plans ou rangs de fibres, dont l'un vient de la partie antérieure de cette moëlle, & l'autre de la partie postérieure, & qu'ils sont séparés l'un de l'autre par le ligament dentelé. Ces deux plans s'approchent l'un de l'autre en laissant entre eux un espace triangulaire qui est recouvert par le ligament dentelé, ils percent la dure-mere qui leur fournit une gaîne, & s'unissent aussitôt en formant une espèce de nœud ou ganglion caché sous les muscles vertébraux, d'où naît ensuite le tronc de chaque nerf.

On fait ordinairement quatre classes de nerfs vertébraux. On en compte sept paires pour le col, nommées *Cervicales*; douze pour le dos, nommées *Dorsales*; cinq pour les lombes, nommées *Lombaires*; & cinq ou six pour l'os sacrum, nommées *Paires Sacrées*. Ce qui fait en tout 29 ou 30 paires vertébrales.

Nerfs Cervicaux.

1ere. *Paire.* La première paire cervicale sort du canal de l'épine, de chaque côté, par le trou intervertébral formé par la rencontre des échancrures de la 1ere & de la 2e vertèbre. Elle forme dès sa sortie, un ganglion allongé qui est caché par le mufcle oblique inférieur. De ce ganglion partent deux rameaux, dont l'un eft antérieur plus petit, & l'autre poftérieur plus confidérable. Le premier monte par devant l'apophyfe tranfverfe de la première vertèbre, où il rencontre le rameau antérieur de la dixième paire, avec lequel il forme l'anfe dont il a été parlé, & communique par les filets qui s'en détachent, avec l'intercoftal. Le fecond communique auffi avec la 10e. paire, la 2e. cervicale, le fpinal & la neuvième paire, par les filets qu'il fournit principalement aux mufcles poftérieurs de la tête & du col, à l'occipito-frontal, au trapeze & à quelques-uns des mufcles antérieurs dn col.

2e. *Paire*. La feconde paire cervicale fort du canal de l'épine par le trou intervertébral formé par la 2e. & la 3e. vertèbres du col, & donne dès fa fortie, un filet au ganglion cervical de l'intercoftal, & communique avec la première & la feconde paires cervicales. De fon union avec la première paire & avec la feconde partent deux filets qui fe réuniffent en defcendant en un feul qui defcend le long de la jugulaire interne, & fait une anfe en bas pour remonter le long de la carotide jufqu'à la glande parotide, où il communique avec le tronc de la 9e. paire. Le tronc de la 2e paire se divise ensuite en trois branches principales qui jettent une multitude de filets aux muscles qui occupent la partie latérale & postérieure du col, à la parotide aux glandes jugulaires, & à la peau qui les recouvre. Quelques-uns de ces filets communiquent avec le nerf spinal ou accessoire de Willis, avec des filets de la portion dure de la 7e. paire, des 8e. 9e. & 10e. paires, & avec les paires cervicales voisines. On en remarque particulièrement un qui s'unit avec la troisième paire à l'endroit où elle produit le nerf diaphragmatique, & concourt à la formation de ce nerf.

3e. *Paire*. La troisième paire cervicale dès sa sortie entre la 3e. & 4e. vertèbre du col, jette des filets de communication à la 2e. & à la 4e. paire cervicale, à l'intercostal, à la 9e. paire & à l'accessoire de Willis. Elle se divise ensuite en plusieurs branches qui se répandent sur les parties antérieures, latérales & postérieures du col, & fournissent des filets aux glandes jugulaires, aux muscles Costo-hyoïdien, Angulaire, Trapèze, Susépineux, Deltoïde, Scalène, Souclavier, grand Pectoral, & à la peau. Quelques-uns de ces filets communiquent avec les autres paires cervicales voisines & avec l'accessoire. Cette paire fournit aussi de ses branches antérieures un filet pour la formation du nerf Diaphragmatique.

Les quatre dernières paires cervicales sortent du canal de l'épine par les troux intervertébraux correspondants, passent entre les portions du muscle Scalène, s'unissent par leurs troncs en se portant sous l'aisselle, où elles forment avec la branche de communication de la 3e. paire cervicale & le tronc de la première paire dorsale, une espèce de lacis ou plexus, qui est comme enveloppé d'une gaîne membraneuse & qui produit cinq ou six cordons considérables qui se distribuent au bras & sont nommés en général *Nerfs Brachiaux*. Mais outre ces cordons principaux, ces différentes paires jettent avant de se rencontrer plusieurs rameaux.

4e. *Paire*. La quatrième paire cervicale communique dès sa sortie, avec la 3e. & la 5e. paire, & avec l'intercostal. Elle jette aussi des rameaux qui se distribuent aux muscles Scalène, Angulaire, Rhomboïde, Trapeze, grand Pectoral, & un filet qui concourt à la formation du nerf Diaphragtique. A l'endroit où le tronc se joint à celui de la 5e. paire, il en part un rameau assez considérable qui passe par l'échancrure de la côte supérieure de l'omoplate, pour se distribuer aux muscles susépineux, sousépineux & petit rond.

5e. *Paire*. La cinquième paire cervicale communique dès sa sortie, avec la 4e. & 6e. paires cervicales, & avec l'intercostal. Elle jette antérieurement un rameau qui s'unit avec un de la 6e. & se distribue aux muscles scalene, grand pectoral & aux tégumens voisins. Un autre rameau s'unissant avec un filet de la 6e. paire, descend sur la convexité du thorax, glissant sous le grand & le petit pectoral, jette des ramifications au grand dentelé & au souscapulaire, & va se perdre dans le grand dorsal & dans les tégumens voisins.

6e. & 7e. *Paires*. La sixème & la septième paires cervicales communiquent dès leur sortie, avec les paires voisines & avec l'intercostal. Le rameau de la 6e. paire qui s'unit avec un de la 5e. pour se distribuer sur la poitrine, jette en bas un filet qui, avec un filet commun de la 7e. & de la première paire dorsale, forme une espèce d'anse par laquelle passe l'artere axillaire.

Tous ces nerfs jettent aussi des filets aux téguments & aux glandes axillaires.

Nerf Diaphragmatique.

Le Nerf Diaphragmatique eſt un cordon de nerf aſſez grêle, formé par le concours de trois rameaux provenants de la ſeconde, troiſième & quatrième paires cervicales. Il entre dans la poitrine en paſſant derrière l'extrémité antérieure de la clavicule, & par devant l'artere ſouclavière. Il reçoit dès ſon entrée, un filet de la première paire dorſale, & communique avec l'intercoſtal. Enſuite il deſcend à côté & tout le long du péricarde auquel il eſt adhérent, & ſe jette un peu en arrière pour ſe terminer par pluſieurs ramifications dans le grand muſcle du diaphragme. Quelques-unes de ces ramifications percent cette cloiſon pour ſe répandre ſur ſa face inférieure, où elles communiquent avec l'intercoſtal & les plexus voiſins. Celui du côté droit deſcend tout le long de la veine cave ſupérieure, & ſe porte plus en devant que celui du côté gauche. Celui-ci ſe porte plus en arrière vers le tronc de l'aorte, ſe détourne vers la pointe du cœur, & devient par ce détour un peu plus long.

Nerfs Brachiaux.

Les Nerfs Brachiaux sont formés, comme il a déjà été dit, par les quatre dernières paires cervicales & la première dorsale. Le lacis qu'elles forment par leur entrelacement produit cinq ou six cordons considérables d'inégale grosseur, auxquels on a donné des noms particuliers. Quatre de ces cordons naissent antérieurement du gros plexus, sçavoir ; *le Musculo-cutané*, *le Médian*, *le Cubital & le Cutané interne*: le cinquième nommé *Radial*, & le sixième nommé *Axillaire* ou *Articulaire*, viennent de la partie postérieure. Ce dernier n'est souvent qu'une branche du Radial,

Nerf Musculo-cutané. Le Nerf Musculo-cutané ou cutané externe, paroît naître principalement de l'union de la 4e. & 5e. paires cervicales. Il descend vers le muscle coraco-brachial qu'il perce obliquement de haut en bas, marche derrière le biceps, glissant entre ce muscle & le brachial interne jusqu'au pli du coude, où il devient cutané & passe immédiatement sous la veine médiane : delà il descend le long de l'avant-bras, entre le long supinateur & les téguments, au côté interne de la veine céphalique, pour se distribuer aux téguments qui recouvrent la partie antérieure du poignet, ceux du pouce & de la convexité de la main. Ce nerf donne chemin faisant, des rameaux à toutes les parties qu'il rencontre sur son passage, & communique vers le pouce avec un rameau du Radial.

Nerf Médian. Le Nerf Médian prend naissance des deux dernières paires cervicales & de la première dorsale. Il est situé entre le précédent & le suivant. Il accompagne l'artère brachiale le long du bras, & passe avec elle sous l'aponévrose du biceps, donnant chemin faisant, des filets aux muscles qu'il rencontre sur sa route. Arrivé vers le condyle interne, il perce le rond pronateur, & donne un rameau particulier qui coule le long du ligament interosseux jusqu'au dessous du muscle quarré, où il se perd. Le principal tronc descend entre le sublime & le profond, auxquels il donne des ramifications, passe sous le ligament transversaire du carpe pour gagner la paume de la main, où il se divise en plusieurs rameaux, dont deux se distribuent aux muscles thénar & antithénar; deux aux parties latérales concaves du pouce : deux à celles de l'index ; deux à celles du grand doigt ; & un à la partie latérale voisine du doigt annulaire, après avoir communiqué avec un rameau du nerf cubital.

Nerf Cubital. Le Nerf Cubital naît de l'union de la dernière paire cervicale & de la première dorsale ; descend au côté interne du bras, le long de la partie interne du triceps brachial, entre l'artère brachiale & la veine basilique, jettant quelques filets aux muscles voisins & aux téguments. Il se porte ensuite postérieurement entre le condyle interne & l'olecrane, où il n'est recouvert que par une expansion ligamenteuse & les téguments. Il descend ensuite le long du muscle cubital interne jusqu'au poignet, où il donne un rameau qui se porte sur le dos de la main & se distribue aux parties latérales convexes des deux derniers doigts, aux muscles voisins & aux téguments, & communique avec un rameau du nerf Médian. Le tronc continue son trajet à côté de l'os pisiforme, passe sous le ligament transversal, pour gagner la paume de la main & se distribuer aux parties latérales concaves des deux derniers doigts. Ce nerf donne des filets à tous les muscles qu'il rencontre sur son chemin.

Nerf Cutané interne. Le Nerf Cutané interne est le plus petit de tous, & paroît naître principalement de la première paire dorsale. Il passe sur les autres nerfs brachiaux, & descend tout le long de la partie interne du bras entre les muscles & les téguments. Il se divise dès sa naissance, en deux branches qui accompagnent la veine basilique jusques vers le condyle interne. L'une de ces branches descend le long du radial interne sous les tégumens, & se perd à la peau qui recouvre le poignet & la paume de la main. L'autre se jette un peu plus en arrière le long du cubital interne jusqu'au petit doigt. Ce nerf se distribue tout entier aux téguments qui le recouvrent.

Nerf Radial. Le Nerf Radial est un des plus considérables, & situé plus profondément que les autres. Il naît de l'union de deux branches qui viennent du concours des quatre dernières paires cervicales & de la premièr dorsale. Il se tourne d'abord de devant en arrière, s'engage entre le triceps brachial & l'humerus, pour aller gagner le condyle externe. Il jette de son contour plusieurs rameaux aux tégumens; un entr'autres plus considérable, qui descend sous la peau vers le condyle externe,

& se distribue aux téguments qui couvrent le rayon, jusqu'au pouce. Le tronc s'avance ensuite vers le rayon entre le brachial & le long supinateur, auxquels il donne des filets. Arrivé vers la tête de cet os, il se divise en deux branches. La plus considérable passe entre le rayon & le court supinateur, se porte à la partie postérieure de l'avant-bras, pour se perdre dans les muscles extenseurs des doigts & du poignet, après avoir communiqué avec le Musculo-cutané. L'autre branche accompagne l'artère radiale jusqu'à l'extrémité inférieure du rayon, où elle se partage en plusieurs rameaux qui se portent sur la convexité de la main pour se distribuer aux parties extérieures du pouce & des trois premiers doigts. Ce nerf donne en passant des filets à tous les muscles qu'il rencontre, & communique avec la cubitale.

Nerf Axillaire. Le Nerf Axillaire ou *Articulaire*, tire son origine des deux dernières paires cervicales. Ce n'est quelquefois qu'une grosse branche du nerf radial. Il fait un contour en se portant de dedans en arrière & en dehors, autour du col de l'humerus, & se perd dans le deltoïde & dans les muscles voisins.

Nerfs Dorſaux ou Coſtaux.

Les Nerfs Dorſaux ſortent par paires du canal de l'épine par les troux intervertébraux des vertebres dorſales. Le nombre eſt de douze paires. Ils ſuivent tous, excepté la premiere qui eſt preſque toute employée à la formation des nerfs brachiaux, la direction des côtes, le long deſquelles ils rampent, dans la rainure que l'on remarque à la lèvre interne de leur bord inférieur, accompagnant les artères & les veines intercoſtales. Ils communiquent tous dès leur ſortie, avec l'intercoſtal par deux filets qu'ils jettent en devant. Ils en envoient auſſi pluſieurs en arrière pour les muſcles vertébraux & autres muſcles voiſins.

La première paire concourt à la formation des nerfs brachiaux, ainſi qu'il a été dit : elle jette auſſi conjointement avec la 2e. paire, des rameaux thorachiques. La 2e. paire conjointement avec un rameau de la première, & les paires ſuivantes juſqu'à la 7e. incluſivement, ſuivent la direction des vraies côtes juſqu'au ſternum, & jettent des rameaux aux muſcles intercoſtaux & à tous ceux qui recouvrent les côtes. Les cinq paires inférieures donnent des rameaux fort longs qui se distribuent aux muscles du bas-ventre Le Diaphragme reçoit aussi quelques filetsde la onzième.

Nerfs Lombaires.

Les Nerfs Lombaires au nombre de cinq paires, sortent de chaque côté par les troux intervertébraux des vertèbres lombaires. Ils jettent dès leur sortie, des filets en arrière pour les muscles vertebraux, & communiquent avec l'intercostal, par des rameaux plus longs que ceux des paires précédentes. Ils communiquent aussi entre eux & avec la dernière paire dorsale, par des filets qu'ils s'envoient reciproquement.

1ere. *Paire.* La première paire lombaire après avoir donné ces rameaux communs, se divise en trois branches principales, une postérieure & deux antérieures. La branche postérieure perce le muscle quarré des lombes, se distribue aux muscles du bas-ventre qu'elle perce aussi, & s'avance jusqu'à la peau qui recouvre la hanche Elle donne aussi des ramifications aux muscles vertébraux & au sacro-lombaire. Des deux branches antérieures l'une est externe &

plus grosse, & l'autre interne. La branche externe perce obliquement l'extrémité supérieure du psoas & le quarré des lombes, & se glisse le long de la crête de l'os des iles jusques vers l'épine antérieure supérieure, donnant chemin faisant, des filets aux muscles du bas-ventre, & va se perdre dans le *fascia lata*, dans les glandes des aines & dans les téguments voisins. La branche interne perce aussi le psoas, & s'avance sur le muscle iliaque, où elle rencontre un rameau de la branche externe, & forme avec elle un nerf particulier qui va gagner le ligament de Fallope, glisse le long de l'aponévrose de l'oblique externe, sort par l'anneau inguinal, & se divise en plusieurs filets qui se distribuent au pubis & aux téguments des parties naturelles de l'un & l'autre sexe, au cordon des vaisseaux spermatiques & aux testicules dans l'homme, & aux ligaments ronds dans la femme. Le tronc de la première paire dorsale donne encore quelques rameaux moins considérables, qui se distribuent au cordon des vaisseaux spermatiques & aux glandes inguinales ; après quoi il va concourir à la formation du nerf crural.

2e. *Paire.* La seconde paire lombaire communique dès sa sortie, avec la première & l'intercostal. Elle jette ensuite des petits rameaux aux parties voisines du muscle psoas, & un gros rameau qui se portant en arrière, perce le muscle quarré des lombes, & se distribue aux muscles vertébraux voisins, au long dorsal & au sacro-lombaire. Elle jette ensuite une branche grêle qui se joignant à un rameau descendant du tronc de la première, perce le muscle psoas, va sortir par l'anneau inguinal pour se distribuer aux glandes inguinales, aux bourses dans les hommes & aux grandes lèvres chez les femmes. Ensuite elle jette deux branches qui marchent de compagnie, traversent le psoas & vont passer sous le ligament de fallope, où elles se réünissent pour ne former qu'un seul rameau qui fournit des ramifications aux glandes inguinales, à l'aponévrose crurale & aux téguments des parties antérieures de la cuisse jusqu'au genou. Une de ces ramifications accompagne l'artere crurale, & jette un filet qui forme une anse autour d'une branche de cette artere. Le tronc donne encore un rameau qui se joignant à deux autres de la 3e. & 4e. paires, concourt à la formation du nerf obturateur. Enfin le tronc se termine en s'unissant à celui de la 3e. paire pour contribuer à la formation du nerf crural.

3e. *Paire.* La troisième paire lombaire communique dès sa sortie, avec la 2e. & avec l'intercostal. Avant de se joindre à la 4e. paire, le tronc jette en arrière un rameau considérable pour les muscles vertébraux & les muscles voisins. Il fournit aussi une branche qui se joignant en descendant à une de la 2e. paire, concourt à la formation du nerf obturateur. Il s'en détache encore un gros rameau qui en descendant entre le psoas & l'iliaque, s'unit au cordon crural & peut être regardé comme un accessoire de ce nerf. Enfin le tronc de la 3e. paire s'unit à celui de la 4e. conjointement avec une branche de la seconde, pour former le nerf crural.

4e. *Paire.* La quatrième paire après avoir communiqué avec la 3e. & l'intercostal, jette des ramifications aux muscles vertébraux & aux muscles voisins, & achève avec les portions des autres paires lombaires, la formation du nerf crural. Elle fournit aussi une branche considérable pour le nerf obturateur. Enfin le reste du tronc va s'unir à la 5e. paire.

5e. *Paire.* La cinquième paire lombaire sort du canal de l'épine entre la dernière vertebre des lombes & l'os sacrum. Après avoir communiqué avec la 4e. & l'intercostal, elle jette en arrière des rameaux aux muſcles vertébraux, aux muſcles voiſins & aux feſſiers ; & en devant un petit rameau au nerf crural. Elle deſcend enſuite dans le petit baſſin, après avoir reçu une branche de la quatrième paire, pour aller ſe joindre aux quatre premières paires des nerfs ſacrés, avec leſquels elle forme un plexus, d'où naît le nerf ſciatique, qui eſt le plus conſidérable de tout le corps.

Nerf Obturateur.

Le Nerf obturateur eſt formé par la réünion des branches de la 2e, 3e. & 4e. paires lombaires, dont il a été parlé ci-devant. Ce nerf deſcend le long de la partie latérale interne du muſcle pſoas dans le petit baſſin, d'où il ſort par la gouttière que l'on remarque au rebord ſupérieur du trou ovalaire. Il donne en ſortant des rameaux qui ſe diſtribuent aux muſcles obturateurs, au pectiné & aux trois portions du tticeps.

Nerfs Sacrés.

On compte ordinairement ſix paires de Nerfs Sacrés. Les quatre premières ſortent par les troux antérieurs de l'os ſacrum: elles jettent ſeulement par les troux poſtérieurs quelques petits filets qui ſe perdent dans les téguments voiſins. Les deux dernières ſortent par les échancrures latérales de l'extrémité de cet os & du coccyx. La première paire eſt fort groſſe : les paires ſuivantes vont en diminuant : les deux dernières ne ſont preſque que des filets.

Les quatre premières paires ſe réüniſſent en s'entrelaçant, dès leur entrée dans le baſſin, & ſe joignent avec la dernière paire lombaire, pour former le gros nerf Sciatique. De cet entrelacement naiſſent pluſieurs rameaux qui vont ſe diſtribuer aux parties renfermées dans le baſſin ; ſçavoir, dans l'homme à la veſſie, au rectum, aux véſicules ſéminales, aux proſtates & à la verge ; & dans la femme à la matrice, aux trompes, au clitoris, &c. La quatrième paire fournit auſſi des filets à la marge de l'anus, au périnée, au ſcrotum & aux muſcles érecteurs. Les deux dernières paires ſe perdent dans les muſcles de l'anus & dans les tégumens voiſins.

Nerf Crural.

Le cordon du Nerf Crural eſt formé

par le concours des quatre premières paires lombaires, & quelquefois par une branche de la cinquième. Il descend le long de la face interne de l'os des iles, étant recouvert en partie par le muscle psoas, sort du bas-ventre par dessous l'arcade des muscles épigastriques, au côté externe de l'artere crurale, pour gagner la partie supérieure & antérieure de la cuisse. Il se divise dès sa sortie, en plusieurs branches qui distribuent des rameaux aux glandes inguinales, & aux muscles qui occupent les parties antérieure & interne de la cuisse. Un de ces rameaux assez considérable suit le trajet des vaisseaux cruraux entre le couturier & le triceps. Il s'approche des téguments vers la partie moyenne de la cuisse, glisse derrière le couturier jusqu'à l'endroit de son insertion, où il s'approche de la veine saphene qu'il accompagne tout le long de la partie latérale interne de la jambe, jusqu'à la malléole interne, où il jette quantité de filets à la peau, & va se perdre sur le dos du pied. Le nerf crural rencontre sur sa route plusieurs ramifications du nerf sciatique, avec lesquelles il communique.

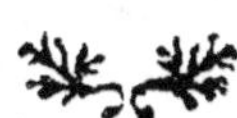

Nerf Sciatique.

Le Nerf Sciatique est formé ordinairement par le concours des deux dernières paires lombaires & des quatre premières paires sacrées. Tous ces nerfs en s'entrelaçant, donnent naissance à un cordon considérable qui sort du bassin par la grande échancrure ischiatique, passe entre les muscles pyriforme & jumeau supérieur, auxquels il donne des filets, descend entre la tubérosité de l'ischium & le grand trochanter, le long de la partie postérieure interne de la cuisse jusques vers le creux du jarret, entre le biceps & le demi-nerveux, auxquels il fournit des ramifications, ainsi qu'au triceps.

Dès sa sortie du bassin il jette un rameau qui passe entre les extrémités du ligament sciatique, & se distribue à l'anus, au périné & aux parties naturelles. En passant entre la tubérosité de l'ischium & le grand trochanter, il donne des rameaux aux muscles fessiers. Au dessous du grand trochanter, il jette en arrière un rameau qui accompagne la veine sciatique, & se distribue aux téguments jusques vers le milieu du gras de la jambe. Ce rameau descend même quelquefois jusques vers la malléole externe.

Le Cordon Sciatique étant arrivé un peu au dessus du jarret, prend le nom de *Poplité* & se divise en deux branches principales, l'une interne plus grosse, nommée *Tibiale*, & l'autre externe plus menue, nommée *Perronière*.

La branche Tibiale ainsi nommée parcequ'elle descend le long du tibia, descend derrière le muscle poplitée, entre les muscles jumeaux, perce la partie supérieure du solaire, se glisse en bas entre ce muscle & le long fléchisseur commun des orteils, jusqu'à l'extrémité inférieure du tibia, vers la malléole interne, derrière laquelle elle passe sous un ligament annulaire particulier, & va gagner l'échancrure du calcaneum, où elle se partage en deux rameaux nommés Nerfs *Plantaires*, dont l'un est interne & l'autre externe.

Dans ce trajet le nerf tibial fournit des rameaux à l'articulation du genou, aux muscles qu'il prolonge & aux téguments. Mais outre ces petits rameaux, il jette dès sa naissance, deux autres rameaux plus considérables. Le premier se divise en deux filets dont l'un va se perdre dans le jambier postérieur, & l'autre perce le ligament interoſſeux, & ſe diſtribue à l'extrémité ſupérieure du jambier antérieur. Le ſecond rameau deſcend le long de la partie poſtérieure de la jambe entre les tégumens & les muſcles, à côté de la veine ſciatique ou ſaphene externe, va gagner la malléole externe, derrière laquelle il paſſe, s'avance ſur le côté externe du pied, où il fournit des filets aux téguments & aux muſcles voiſins, & ſe termine enfin par des filets qu'il diſtribue aux deux côtés du petit orteil, & au côté externe du quatrième orteil. Ce rameau jette chemin faiſant, des filets aux téguments & aux muſcles voiſins, & communique avec des filets du rameau qui accompagne la veine ſciatique dont on vient de parler.

Des deux nerfs Plantaires, l'interne eſt le plus gros. Il s'avance le long du bord interne de la plante du pied, donne des filets au muſcle thénar, au court fléchiſſeur des orteils, & ſe diviſe enſuite en quatre rameaux qui ſe ſoudiviſent encore pour ſe diſtribuer aux parties latérales concaves des quatre premiers orteils. Ils donnent en paſſant des filets aux muſcles lombricaux, aux interoſſeux, aux ligaments & aux téguments.

Le Plantaire externe rampe le long du bord

bord externe de la plante du pied, & fournit en passant des filets au court fléchisseur des orteils, aux interosseux, à l'hypothénar du petit doigt, & se partage en deux rameaux, dont l'un se bifurque pour se distribuer aux parties latérales voisines des deux derniers orteils : l'autre se distribue à la partie latérale externe & inférieure du petit orteil.

La branche Péronière se porte en dehors pour aller gagner la tête du péroné; & elle se divise en plusieurs rameaux, dont quatre méritent principalement d'être remarqués. De ces rameaux l'un est postérieur, le second est antérieur supérieur, le troisième antérieur interne & le dernier antérieur externe.

Le rameau postérieur descend le long de la jambe jusqu'à la malléole externe, entre le péroné & les téguments, donne chemin faisant, quelques filets à la peau, & se termine au côté externe du pied. Il donne vers le milieu du péroné un petit rameau qui communique avec la branche tibiale. Arrivé sur le dos du pied, il s'avance vers la racine du quatrième orteil, où il se divise en deux rameaux subalternes. L'un des deux va gagner la partie latérale externe du petit orteil ; l'autre se bifurque pour se distribuer aux parties latérales convèxes voisines des deux derniers orteils.

La branche Péronière après avoir fourni le rameau postérieur, traverse de derrière en devant, l'extrémité supérieure du long péronier, glisse entre l'os & le muscle ; & après avoir jetté quelques filets aux parties voisines, elle produit les trois autres rameaux.

Le rameau antérieur supérieur après avoir donné quelques filets au long extenseur commun des orteils & au long extenseur du pouce, va se perdre dans l'extrémité supérieure du jambier antérieur & dans les téguments voisins.

Le rameau antérieur interne descend en glissant le long de la face antérieure du ligament interosseux, entre le long extenseur du pouce & le jambier antérieur, auxquels il donne des filets chemin faisant ; il passe ensuite sous le ligament annulaire pour gagner le dessus du pied, où il communique avec le rameau antérieur externe : après quoi il va se terminer aux parties latérales voisines des deux premiers orteils. Il donne en passant des filets au court extenseur commun des orteils & aux premiers muscles interosseux supérieurs.

Le rameau antérieur externe deſcend le long de la jambe entre l'os péroné & le long péronier, & enſuite entre le moyen péronier & le long extenſeur commun des orteils, auxquels il donne des filets en paſſant. Après avoir parcouru les deux tiers de la jambe, il ſe jette en devant, paſſe par deſſus le ligament annulaire, & va gagner la convexité du pied, ſe diviſant en deux portions, dont l'une s'avance vers le pouce, & l'autre vers les derniers orteils. La première portion donne des filets aux deux côtés du gros orteil & un à la partie latérale interne du ſecond orteil. Elle en diſtribue auſſi aux tégumens voiſins. La ſeconde portion ſe jette vers les derniers orteils, communique avec la première & avec un filet du rameau antérieur interne, & ſe diſtribue aux parties latérales voiſines des deux autres orteils & aux téguments.

Nerfs Intercoſtaux : Grands Sympathiques de M. Winſlow.

Les Nerfs Intercoſtaux ſont deux cordons longs & aſſez menus, qui regnent tout le long des parties latérales du corps de toutes les vertèbres de l'épine, immédiatement devant les racines de leurs apophyses transverses, & le long des parties latérales de la face interne de l'*os Sacrum*, au bas duquel ils se réünissent & se confondent. Dans tout ce trajet ces deux cordons sont comme entrecoupés de distance en distance, par plusieurs nœuds ou ganglions de grandeur inégale, qui reçoivent postérieurement des rameaux des nerfs vertébraux, & en envoient antérieurement aux parties voisines.

Les rameaux que les Nerfs Intercostaux reçoivent des paires vertébrales, peuvent être regardés comme autant de racines qui concourent à leur production. Mais ils communiquent aussi dans le crane avec la sixième paire de la moëlle allongée, par un filet qui paroît s'en détacher, & peut-être aussi avec la branche ophthalmique de la cinquième paire par deux filets. La communication avec la sixième paire est constante & reconnue : mais on ne convient pas de même de celle avec la cinquième. On ne rencontre pas toûjours les deux filets qui paroissent en venir : il ne s'en trouve quelquefois qu'un, & souvent point du tout ; & quand ils se rencontrent, il est encore douteux si ce ne sont pas de petites artérioles que la carotide interne envoie au nerf ophthalmique, que l'on a prises pour des filets nerveux.

On avoit toûjours regardé le filet de communication de la sixième paire avec l'intercostal comme la tige de celui-ci. Mais M. Petit le Médecin, suivi par M. Winslow, Bergen & plusieurs autres Anatomistes modernes, prétendent qu'il est plus naturel de le considérer comme un rameau que le ganglion cervical supérieur envoie dans le crane par le canal carotique, pour communiquer avec la sixième paire. Il n'est pas vraisemblable que des hommes aussi éclairés, & dont l'authorité est d'un si grand poids en Anatomie, se soient déterminés légerement à quitter une route frayée par toute l'antiquité. Cependant leurs observations, & les raisons dont ils appuient leur sentiment, n'ont pas paru assez convaincantes à MM. Morgagni, Haller & plusieurs autres célèbres Anatomistes, pour leur faire abandonner l'opinion & le langage des anciens sur l'origine du Nerf Intercostal. On peut voir les raisons alléguées de part & d'autre, dans les ouvrages cités au bas de cette page. * En attendant que de nouvelles ob-

* Voyez le Mémoire de M. Petit dans le Recüeil de l'Académie *année* 1727. Exposition Anatomique de M. Winslow *page* 406. *de l'édition in* 4°. Caroli Aug. à Bergen Diss. de Nervo Inter-

ſervations non équivoques nous mettent en état de décider cette queſtion, je me conformerai au langage reçu, & je commencerai la deſcription des nerfs Intercoſtaux à la ſixième paire.

Il ſe détache de la ſixième paire, dans ſon paſſage à travers le ſinus caverneux, un petit filet pulpeux & rougeâtre, qui paroît quelquefois recevoir deux filets de la branche ophthalmique de la cinquième, & ſe porte en arrière vers le canal carotique, traverſant en retrogradant le ſinus caverneux, où il eſt comme baigné dans un bain de ſang. Arrivé auprès de l'orifice interne de ce canal, il perce la gaîne de l'artère carotide interne, l'accompagne dans ſon trajet, forme autour d'elle un plexus qui l'embraſſe étroitement & vient ſortir par l'orifice externe. Ce petit cordon en ſortant de ce canal, ſe porte obliquement en dedans derrière le tronc de la huitième paire, entre la carotide & la jugulaire, & vient s'implanter après un court trajet, dans la partie ſupérieure d'un

coſtali in Halleri Diſput. Anat. collectione *vol.* 2. *pag.* 871. Morgagni Epiſt. Anatom. *xvj.* §. 51. *& ſeq.* Alberti Haller de vera nervi Intercoſtalis origine, in collectione Diſput. Anatom. *vol.* 2. *pag.* 939.

long ganglion nommé *Ganglion Cervical Supérieur.*

Ce ganglion d'une ſubſtance mollaſſe & rougeâtre, reſſemble en quelque ſorte à une olive ou au ventre d'un fuſeau, d'où lui vient encore le nom de *Ganglion Olivaire* ou *Fuſiforme.* C'eſt le plus gros & le plus grand de tous. Il a environ deux travers de doigt de longueur, s'étendant ſur la racine des trois premières vertèbres cervicales, immédiatement derrière le pharynx. Il eſt fort adhérent au tronc de la huitième paire, auquel il eſt collé par un tiſſu cellulaire. Il reçoit des rameaux de la 9e. & 10e. paire de la moëlle allongée & des deux premières paires cervicales, rarement de la troiſième. Il donne en paſſant quelques filets au pharynx & aux muſcles voiſins. Celui du côté gauche jette auſſi une longue branche qui deſcend obliquement en bas pour aller concourir à la formation du plexus cardiaque; quelquefois cette branche naît du tronc cervical, entre les deux ganglions, & plus près de l'inférieur que du ſupérieur.

Ce ganglion ſe termine inférieurement en un cordon fort menu qui deſcend le long du col ſur les muſcles vertébraux antérieurs juſqu'à la dernière vertèbre du col, où il forme un petit ganglion nommé *Ganglion Cervical inférieur*. Dans ce trajet chaque cordon intercostal est collé au tronc de la huitième paire, à l'artère carotide & à la veine jugulaire, par un tissu cellulaire qui les renferme en manière de gaîne. Il reçoit extérieurement de distance en distance, des rameaux de la 3e. 4e. 5e. & souvent même de la 6e. paire cervicale, sans former de ganglions au moins sensibles. De sa partie interne ou antérieure, il jette quelques filets à l'ésophage & aux muscles voisins.

Le ganglion cervical inférieur est plus ferme, & beaucoup plus petit que le supérieur : il se termine inférieurement en un petit tronc fort court qui se détourne de dedans en dehors vers le condyle de la première côte, derrière l'artère souclavière, où il forme un autre ganglion plus grand nommé *Ganglion Thorachique supérieur*. Ces deux ganglions ne sont pas fort éloignés l'un de l'autre. Ils reçoivent des rameaux de communication très-courts de la 6e. & 7e. paires cervicales. Le dernier en reçoit aussi de la première paire dorsale. Il se détache du ganglion cervical inférieur, & quelquefois même un peu au dessus, un filet qui passe par devant l'artère ſouclavière, & vient en ſe courbant en arrière, s'inſérer au ſommet du ganglion thorachique. Ce filet forme avec le petit tronc intermédiaire, une anſe nerveuſe qui embraſſe cette artère.

Du ganglion cervical inférieur du côté droit naît le nerf cardiaque du même côté. Celui du côté gauche naît quelquefois du ganglion cervical ſupérieur, mais plus ordinairement de la portion moyenne & inférieure du tronc cervical dans l'intervalle des deux ganglions. Ces deux nerfs deſcendent obliquement devant la trachée artère, & ſe ramifient au bas de ce tuyau. Du ganglion thorachique ſupérieur gauche naiſſent auſſi un ou deux filets qui vont joindre leurs ramifications à celles des précédents. Ces différentes ramifications jointes à divers filets de la 8e. paire, forment au bas de la trachée-artère, principalement entre les branches de l'artère pulmonaire & de l'aorte, différens entrelacemens ou plexus, qui conſtituent ce que l'on nomme *le Plexus Cardiaque*. Ce Plexus diſtribue des filets au cœur ; il s'en détache même quelques-uns qui viennent principalement de l'Intercoſtal pour ſe rendre au plexus pulmonaire.

Au deſſous du premier ganglion thorachique le tronc de l'Intercoſtal continue ſa route en deſcendant le long de l'épine, étant couché ſur les racines de toutes les côtes. Dans ce trajet il forme dans l'intervalle des côtes autant de petits ganglions qui reçoivent de chaque paire dorſale deux petits filets très-courts de communication. Vers la ſixième vertèbre dorſale l'intercoſtal jette pour l'ordinaire en deſcendant cinq branches qui ſe portent obliquement en bas vers la partie antérieure du corps des vertèbres. Les quatre premières naiſſent le plus ſouvent des 5e, 6e, 7e. & 8e. ganglions thorachiques : la dernière tire ſon origine de pluſieurs ganglions ſuivants : elle eſt par cette raiſon la plus groſſe. Toutes ces branches ſe réüniſſent ſur la dernière vertèbre dorſale, & forment un ſeul cordon court que l'on nomme *Intercoſtal antérieur*, pour le diſtinguer du vrai tronc de l'Intercoſtal qui ſe prolonge le long des vertèbres du dos & des lombes, & ſe termine au bas de l'*os ſacrum*, & que l'on appelle *Intercoſtal poſtérieur.*

Le Nerf Intercoſtal antérieur traverſe le diaphragme vers ſa partie poſtérieure en donnant quelques filets à la face ſupérieure de même qu'à l'inférieure. Dès ſon entrée dans le bas-ventre, il produit immédiatement derrière la capſule atrabilaire, un ganglion longuet & irrégulier, qui a la figure d'un croiſſant, nommé *Ganglion ſemilunaire*. Sa convèxité eſt tournée obliquement en arrière & en bas, & ſa concavité en devant & en haut.

Les deux ganglions ſemilunaires droit & gauche s'envoient mutuellement des trouſſeaux nerveux qui s'entrelacent derrière l'eſtomach au deſſus & au deſſous de l'artère cœliaque, où ils reçoivent des filets de la huitième paire. Cet entrelacement forme un plexus connu ſous le nom de *Plexus cœliaque*, dont une portion forme une gaîne nerveuſe aſſez ſerrée, qui embraſſe l'artère de même nom, & ſe prolonge le long de ſes branches : l'autre portion s'engage entre les lames du méſocolon. Les filets qui accompagnent l'artère ſtomachique, groſſiſſent le plexus de même nom formé par la huitième paire. Ceux qui accompagnent l'artère hépatique ſe joignent à pluſieurs filets qui viennent du plexus ſtomachique & du ganglion ſemilunaire, & forment un entrelacement conſidérable nommé *Plexus Hépatique*. Ce plexus embraſſe l'artère hépatique & la veine porte, en manière de gaîne réticulaire, & accompagne les branches de ces vaiſſeaux dans toute la ſubſtance de ſoye. Il fournit auſſi des filets à la véſicule du fiel, aux vaiſſeaux biliaires, au duodenum, au pancréas, aux glandes atrabilaires & à l'épiploon.

Les filets du plexus cœliaque qui accompagnent l'artère ſplénique ſe joignent à pluſieurs filets du ganglion ſemilunaire gauche, à quelques filets des plexus ſtomachique & hépatique, & forment par leur entrelacement le *Plexus Splénique* qui ſe porte vers la rate, embraſſe en manière de gaîne réticulaire, l'artère ſplénique, accompagne toutes les diſtributions de cette artère dans la ſubſtance de la rate, ainſi que celles qui ſe diſtribuent au pancréas & aux parties voiſines.

Chaque ganglion ſemilunaire * donne de ſa convexité des rameaux qui ſe joignent aux filets des premiers ganglions lombaires & forment par leur entrelacement le *Plexus Renal* qui embraſſe l'artère émulgente

* M. Hunaud a obſervé dans deux ſujets différens, un rameau de nerf aſſez remarquable, qui du ganglion ſemilunaire, remontoit dans la poitrine & alloit ſe perdre à l'oreillette droite & à la baſe du cœur. *Mem. de l'Acad. Roy. des Sciences année* 1734.

dont il ſuit les ramifications dans la ſubſtance de chaque rein. Ce plexus fournit auſſi aux glandes atrabilaires, & un ou deux filets qui accompagnent les vaiſſeaux ſpermatiques. Le plexus renal du côté droit communique avec le plexus hépatique. Celui du côté gauche communique avec le plexus ſplénique. L'un & l'autre communiquent encore avec le plexus méſentèrique ſupérieur.

La portion du plexus cœliaque qui s'engage entre les lames du méſocolon, deſcend le long du tronc de l'aorte & reçoit des filets des plexus voiſins. De l'entrelacement de tous ces filets nerveux reſulte le grand *Plexus Méſenterique ſupérieur* qui forme autour de l'artère méſentérique ſupérieure une gaîne nerveuſe qui accompagne toutes ſes ramifications juſqu'aux inteſtins, & donne des filets aux glandes du méſentère.

Le plexus méſenterique ſupérieur jette le long de l'aorte pluſieurs trouſſeaux nerveux différemment entrelacés, qui deſcendent le long de cette artère ſous le nom de *Trouſſeaux Arrière-Méſenteriques.* Ces trouſſeaux reçoivent des filets de communication des plexus renaux voiſins & des ganglions lombaires de l'intercoſtal poftérieur. Ils en donnent auſſi un de chaque côté qui accompagne les vaiſſeaux ſpermatiques. Arrivés à la hauteur de l'artère méſenterique inférieure, ils forment autour de cette artère un entrelacement nerveux en manière de gaîne, d'où partent des filets qui accompagnent toutes ſes branches juſqu'aux inteſtins. On a nommé cet entrelacement *Plexus Méſenterique inférieur.* Il eſt bien moins conſidérable que le précédent. Les trouſſeaux arrière-méſenteriques après avoir fourni le plexus méſenterique inférieur, deſcendent le long de l'aorte juſqu'à ſa bifurcation, étant fortement collés aux portions voiſines du péritoine. Ils reçoivent dans ce trajet des filets de chaque intercoſtal poſtérieur, & forment le *Plexus Hypogaſtrique.* Ce plexus ſe partage vis-à-vis la dernière vertèbre des lombes en deux ganglions plats, un de chaque côté, qui embraſſent le commencement de l'inteſtin rectum en arrière, & diſtribuent des filets à cet inteſtin, à la veſſie, aux vaiſſeaux ſpermatiques. Ces ganglions reçoivent de chaque côté des filets des intercoſtaux poſtérieurs, & en diſtribuent à toutes les parties renfermées dans le baſſin.

Le Nerf Intercoſtal après avoir fourni

dans la poitrine les cinq branches qui forment par leur réünion l'Intercostal antérieur, & donne quelques filets à l'ésophage, à la plèvre, au médiastin, au péricarde & au diaphragme, devient plus menu. Étant parvenu vers la onzième vertèbre dorsale, il se rapproche du cordon antérieur, traverse la partie postérieure & latérale du diaphragme, & s'avance un peu en devant sur le corps des vertèbres. Il grossit aussi-tôt après par les filets qu'il reçoit des deux dernières paires dorsales, & continue sa route en se glissant entre le muscle psoas & les tendons voisins du petit muscle du diaphragme, sur les parties latérales du corps des vertèbres des lombes & de la face antérieure de l'*os sacrum*, descendant jusqu'à sa partie inférieure, où les deux troncs s'approchent l'un de l'autre, & se réünissent à l'extrémité de cet os.

Dans ce trajet l'Intercostal postérieur de chaque côté reçoit ordinairement deux filets de chaque ganglion des nerfs lombaires & des sacrés, & forme aussi des petits ganglions dans ces endroits, entre chaque vertèbre. Il donne vers la trois ou quatrième vertèbre lombaire divers filets aux plexus splénique & mésenterique supérieur. Vers la dernière il en envoie aussi aux uretères qui les accompagnent jusqu'à l'endroit de leur insertion dans la vessie. Le ganglion placé sur la dernière vertèbre des lombes s'épanoüit en plusieurs filets qui se perdent pour la plûpart dans la cinquième paire des nerfs lombaires, & concourent par-là à la formation du nerf sciatique.

De la jonction des deux troncs Intercostaux postérieurs, partent des filets qui conjointement avec ceux des deux dernières paires sacrées, se rendent au rectum, aux muscles releveurs de l'anus & à ceux du coccyx.

Fin de la Névrologie.

TABLE.

Fin de la Table.

FAUTES A CORRIGER.

Première Partie. Ostéologie.

Page 139. *ligne* 5. ſupérieure, *liſez* inférieure.

Seconde Partie. Myologie.

Page	14.	*ligne*	10.	on,	*liſez* ou.
	33.		12.	une	un.
	78.		24.	agiſent	agiſſent.
	96.		5.	apophyſes,	*ajoût.* épineuſes.
	159.		22.	du dos,	*liſez* du col & des trois ou quatre ſupérieures du dos.

Troiſiéme Partie. Angiologie.

Page	11.	*ligne*	20.	garnie,	*liſez* garnis.
	13.		22.	ds	de.
	21.		*après*	pulmonaire,	*ajoûtez* :
	23.		1.	arreire,	*liſ.* arrière.
	35.		6.	il part,	partent.
	48.		21.	*après* interoſſeuſe,	*ajoûtez* interne.

Quatrième Partie. Névrologie.

Page 30. *ligne* 28 *&* 29. Diaphragtique, *lisez* Diaphragmatique.

www.ingramcontent.com/pod-product-compliance
Lightning Source LLC
LaVergne TN
LVHW020040170826
845678LV00001B/353
* 9 7 8 2 3 2 9 6 8 9 6 6 1 *